吴氏三切口
超长食管癌外科技术

吴 旭◎著

U0263202

SPM
南方传媒

广东科技出版社
全国优秀出版社

· 广 州 ·

图书在版编目（CIP）数据

吴氏三切口：超长食管癌外科技术 / 吴旭著. —广州：广东科技出版社，2022.11
ISBN 978-7-5359-7874-5

Ⅰ.①吴…　Ⅱ.①吴…　Ⅲ.①食管癌—外科手术
Ⅳ.①R735.1

中国版本图书馆CIP数据核字（2022）第092716号

吴氏三切口：超长食管癌外科技术
Wushi Sanqiekou Chaochang Shiguan'ai Waike Jishu

出 版 人：严奉强
责任编辑：曾永琳　潘羽生
装帧设计：友间文化
责任校对：于强强
责任印制：彭海波
出版发行：广东科技出版社
　　　　　（广州市环市东路水荫路11号　邮政编码：510075）
销售热线：020-37607413
http：//www.gdstp.com.cn
E-mail：gdkjbw@nfcb.com.cn
经　　销：广东新华发行集团股份有限公司
印　　刷：广州一龙印刷有限公司
　　　　　（广州市增城区荔新九路43号1幢自编101房）
规　　格：889 mm×1 194 mm　1/32　印张1.875　字数40千
版　　次：2022年11月第1版
　　　　　2022年11月第1次印刷
定　　价：28.00元

如发现因印装质量问题影响阅读，请与广东科技出版社印制室联系调换
（电话：020-37607272）。

民以食为天。目前，在人类的疾病谱中，癌症稳居前列。在我国，消化道肿瘤发病率也稳居所有癌症前列。而消化道肿瘤对医生来讲，很具有挑战性，因为它关系到"食"这个天。

食管癌，不同于胃肠道的其他癌症，它除了肿块本身梗阻这个消化道肿瘤的基本特征之外，还具有非常高的管道穿孔的风险。食管绝大部分位于胸腔，表面无网膜覆盖，而胸膜腔是负压，因为虹吸的作用，更容易造成食管癌穿孔。而胃肠道的癌，因为没有负压的关系，也因为有腹腔大网膜的保护作用，所以，腹腔癌肿穿孔的可能性偏小。

食管癌穿孔，可导致最凶险的并发症——食管主动脉瘘，也可导致最痛苦的并发症——食管气管瘘。因此，笔者极力主张对食管癌进行手术治疗。

食管癌切除手术发展至今虽已100多年，但食管癌的长期生存率徘徊不前，没有非常明显的提高。因此，笔者认为，食管癌手术的首要目的，是在改善患者的生活质量的基础上，追求更高的长期生存率。

本书是针对严重威胁人的生活质量和生存期的局部晚期食管癌，传播我们的手术技巧和最大可能减少手术后并发症的经验。因为局部晚期的癌症，从病理形态上没有非常准确的数据，如最影响患者手术切除率的是食管癌的"粗"（即所谓的外侵程度），然而，这个

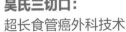

吴氏三切口：
超长食管癌外科技术

"粗"，没有非常准确的数据来衡量；又因为，食管癌不仅往"粗"生长，它还要往"长"生长，所以，我们借由食管癌的"长"这个数据来说明局部晚期食管癌。

本书主要针对＞8cm长度的超长食管癌的切除作介绍，因为这种巨大肿瘤的切除，风险极大，这体现出笔者对巨大肿瘤切除的控制性外科手术技巧。

消化道手术的普遍规律是，外科医生必须解决"2个矛盾、4个问题"。第一个矛盾是"口"：即吻合口太大（就是瘘，第1个问题）和吻合口太小（就是狭窄，第2个问题）。第二个矛盾是"通"：太通，会出现倾倒综合征这种并发症（第3个问题）；不通，就会出现排空障碍、反流、误吸等并发症（第4个问题）。因此，本书也体现了笔者消化道手术的重建技巧。

因为局部晚期肿瘤切除的不彻底性，所以本书也探讨了对瘤床可能残存肿瘤的处理技巧。

本书的一个观点还需要着重说明。在手术的安全性和风险性能得到保证的基础上，虽然这种手术有着创伤性和经济性的瑕疵，但是切除了肿瘤，使患者避免了食管癌最凶险的死亡（食管主动脉瘘）和最痛苦的死亡（食管气管瘘），即实现了患者有尊严地死去的人文价值观。

重建手术的技巧，解决了消化道外科医生最纠结的吻合口并发症问题，以及消化道重建手术最关键的问题——"通"，达到食管癌切除之后"大口吃饭，大碗喝酒"的目标，进而实现医生为患者解决"民以食为天"的这种初心。

与天地兮比寿，与日月兮齐光。虽然在食管癌治疗方式上出现了免疫治疗的曙光，然而，我们胸外科医生还需要路漫漫而求索。

谨以此书感谢笔者的老师——蒋耀光教授对笔者食管癌手术的启蒙和教导。

吴旭

2022年10月16日

吴氏三切口

延长食管癌外科技术

辛丑夏 唐智题

目录
contents

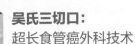

吴氏三切口：
超长食管癌外科技术

吴氏三切口理念

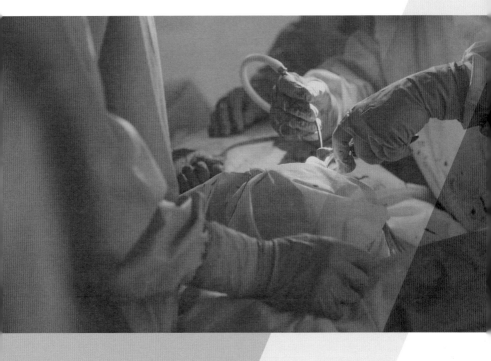

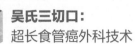

吴氏三切口：
超长食管癌外科技术

第一节 》

▍什么是超长食管癌

癌症发病率前5位分别为肺癌、胃癌、肝癌、食管癌和结肠癌。在中国，目前4种最常见的癌症为肺癌、胃癌、肝癌和食管癌，这4种癌症的病例占全国癌症病例的57%，占全球癌症病例的1/3～1/2。中国六大食管癌高发地区为山西、广东（潮汕）、河北、江苏、四川、河南，以广东潮汕为例，每年新增的食管癌患者保守估计有5.4万人，食管癌死亡病例约为4.2万人。

成人的食管长度为21～30cm，平均长度24.9cm，当食管癌患者的食管病变长度达食管总长度的32%以上，或者说食管病变长度＞8cm时，就将其称为超长食管癌。超长食管癌病例占全部食管癌病例的15.7%，癌肿至少侵及2个食管解剖分段（成人食管分为颈段3cm、胸上段6cm、胸中段8cm、胸下段8cm）。

为什么要以食管癌的长度来衡量手术难度呢？从纯粹的食管外科专家的角度来讲，食管癌长度也许不是衡量手术难度的唯一指标，它的外侵（侵犯气管/主动脉）程度才是更重要的衡量指标，但是食管癌的外侵程度不好做准确的数据判断，因此，把长度作为衡量手术难度的一个指标，是可行的。

为什么以8cm作为界限呢？肿瘤细胞的直径为10μm，肿瘤是指数式增长的，即以2的n次方倍增长，那么，1cm的肿瘤组织，由1个肿瘤细胞生长而来，则需要30次倍增（2^{30}），其细胞数目达到10亿个；3cm的肿瘤则需要35次倍增（2^{35}，即从1cm开始倍增5次），细胞数目达到300亿个；5cm的肿瘤则需要37次倍增（2^{37}，即从3cm开始倍增2次），细胞数目达到1 000亿个；8cm的肿瘤需要39次倍增（2^{39}，即从5cm开始倍增2次），细胞数目达到5 000亿个。

一般来说，人的细胞总数是40万亿个左右，当肿瘤直径达到8cm时，肿瘤细胞为5 000亿个，超过身体细胞总数的1%。这时认为，这种肿瘤（直径达到8cm）是巨大的。可以试着想象，如果世界人口的1%即超过7 000万人，都是罪犯，带来的打击可能是毁灭性的。

第二节 》
超长食管癌手术的必要性

超长食管癌属于局部晚期（或晚期）食管癌，具有疑难、危重、复杂的特点。患者预后极其痛苦、病情极其凶险，容易在短时间内出现严重并发症，如肿瘤完全性梗阻致恶病质，而后器官衰竭死亡——患者饿死；肿瘤侵袭气管穿孔，发生食管气管瘘、食管胸膜瘘、食管纵隔瘘——患者痛苦地死去（研究表明：食管气管瘘的发生率为5%～15%，尸检报告率高达17%）；肿瘤侵袭胸主动脉致食管胸主动脉瘘，造成致命性大出血当场死亡——患者凶险地死去（研究表明：食管胸主动脉瘘的发生率为2.4%～8.8%）（图1-1）。

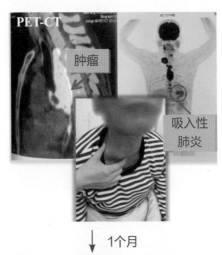

↓ 1个月

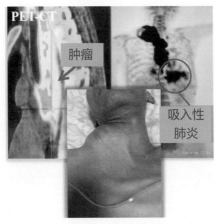

图1-1 超长食管癌的凶险程度和及时手术必要性的体现

以上不良预后都是对食管癌患者生活质量的严重打击：不能进食，只能悲惨地饿死；发生食管气管瘘，出现高热、顽固性吸入性肺炎、腐败性脓胸导致感染性休克，最终只能痛苦地倒下；发生食管胸主动脉瘘，患者往往吐一口血，数分钟之内便凶险地死亡。研究表明，在不进行任何医疗干预的情况下，患者首次被确诊为超长食管癌后3个月左右便可出现以上严重不良预后（图1-2）。

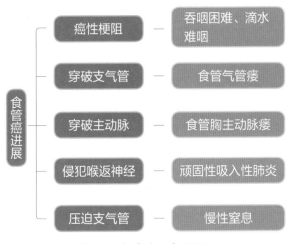

图1-2 食管癌不良预后

效仿西方经济学概念，首次提出痛苦指数（misery index）和凶险指数（critical index）概念，以更好地评估病情和指导个体化治疗。痛苦指数依次如下：食管气管瘘＞食管纵隔瘘＞慢性窒息＞顽固性吸入性肺炎。凶险指数依次如下：食管胸主动脉瘘＞食管气管瘘＞食管心包瘘＞食管胸

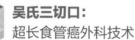

膜瘘。

例如，当超长食管癌发展为侵穿胸主动脉，引起食管胸主动脉瘘，引发大出血，患者会立即毙命，所以凶险指数排第1位。笔者曾收治一位患者，本来1个月前准备手术，后因私事推迟手术。结果患者在第二次正电子发射计算机断层显像（PET-CT）检查5天后因食管气管瘘死亡（图1-3）。

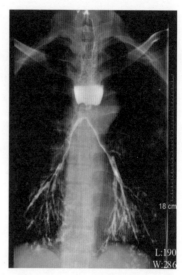

图1-3　超长食管癌患者癌肿侵穿支气管的食管造影表现

在痛苦指数和凶险指数的基础上，制订了超长食管癌的分型标准（表1-1），并以此指导手术适应证和禁忌证。手术指征不仅要控制在PET-CT未发现远处器官转移的范围内，还必须保证两个前提：主动脉型食管癌没有食管胸主动脉瘘的征象（即患者没有呕血，增强的胸部CT没有显示出食管胸主动脉瘘的征象，没有其他特殊临床表现等）；气管型食管癌仅仅是侵及而不是侵入气管（特别是气管膜部）。这可以通过术前的纤维支气管镜观察、活检气管黏膜得到确认。

表1-1 超长食管癌的分型标准

分型	侵犯部位	凶险指数	痛苦指数
原位型	未侵入主动脉及气管	凶险程度最小	痛苦程度中等
气管型	气管被侵犯	凶险程度中等	痛苦程度最高
主动脉型	主动脉被侵犯	凶险程度最高	痛苦程度最小

第三节 »
超长食管癌手术的可能性
——吴氏三切口

　　目前针对超长食管癌，临床主流上大多选择行放射治疗（放疗）、化学治疗（化疗），但无法从根本上解决肿瘤引起的恶病质、梗阻、穿孔（食管气管瘘、食管胸主动脉瘘）等并发症，易复发，完全缓解（complete remission，CR）率低。也有采用姑息性治疗的，但临床显示，姑息性治疗的措施（如转流手术、食管旷置、胃造瘘、食管支架置入等）对肿瘤直径达到5cm以上的食管癌患者来说并不能更大程度地提高其生活质量。因为如果食管癌不切除，它的转归预后多为食管气管瘘和食管胸主动脉瘘。以上治疗方式既不能有效阻止肿瘤发展，又满足不了患者及家属的治疗预期。

　　由于食管解剖位置深（上始于颈部，与咽相连，下行入纵隔经贲门,与胃相连),行径生理环境复杂且特殊,毗邻心脏大血管和气管,涉及呼吸、循环、消化三大系统,即使在科技发达的今天,食管外科手术仍然是公认的高难度外科手术。通过大量临床实践,我国胸外科医生在治疗食管癌方面积累了大量的经验,治疗效果在国际上处于前列。与一些西方发达国家的胸外科医生相反,我国胸外科医生对偏晚期食管癌(以超长食管癌为代表)的治疗采取积极态度,事实也证明这是一种正确的态度。当前世界范围内,食管癌病例发展的总趋势向"高龄、高位及偏晚期"倾斜,手术适应证范围向"有内科合并症及放疗后复发病例"扩大。

因此,主张对超长食管癌患者进行抢救性或挽救性手术。切除肿瘤,消除严重并发症,避免食管气管瘘、食管胸主动脉瘘等痛苦、凶险的肿瘤并发症发生;重建消化道,恢复患者正常饮食。手术达到改善患者生活质量的基本目标,进而为延长患者的生存时间这个最终目标赢得机会(研究表明:未手术、未放疗的超长食管癌患者的中位生存时间为3个月,采用单纯放疗患者的中位生存时间为9个月,采用手术治疗患者的中位生存时间为22个月)。

超长食管癌手术具有较高的风险系数,寻找一种能降低风险的手术方案,改善患者生活质量,进而提高患者生存时间和长期生存率是胸外科医生面临的艰巨任务。以绝大多数外科手术采用的传统颈胸腹三切口(Mckeown)术式为例,这种传统术式手术创伤大(如胸部切口可长达33cm)、术后严重并发症相对较多（包括：①肺部并发症，甚至呼吸衰竭；②吻合口瘘；③吻合口狭窄；④胃排空障碍；⑤胃食管返流）、严重并发症发生率高（术后总并发症发生率为10%～48.9%，术后30天死亡率为1%～5%）。笔者在传统三切口术式的基础上进行改良和创新，提出吴氏三切口理念。通过多年实践，已经证明吴氏三切口方案在超长食管癌外科治疗领域具有充足的临床优势。

吴氏三切口的理念：①肿瘤长度。肿瘤长度在临床上容易获得数据，是衡量手术难度的重要指标——吴氏三切口手术本质上是针对超长食管癌的一个高难度抢救性手术。②手术适应证。食管癌手术适应证应向"高龄、高位、高T期"倾斜，范围向"有内科合并症、放疗后复发"扩大——三高两扩大。③手术目的。超长食管癌手术应以减轻患者病痛、提高患者生活质量为主要目的，不能一味强求根治性。对食管癌而言，肿瘤＞8cm时便步入局部晚期阶段，根据肿瘤细胞倍增性周期性生长的特性（表1-2），根治或治愈仅成为理论上的可能，提高患者生活质量才是外科干预的根本目的。④肿瘤治疗是综合性治疗，影响患者预后的因素多而杂，长期随访的可信度较难提高，一味探讨远期生存率并不现实。⑤现阶段的医学认知还未能从基因层面解释清楚肿瘤复发、转移的机制，以肿瘤复发率和转移时间为指标评估外科手术干预的必要性有失偏颇。

表1-2　肿瘤直径长度与所含细胞数的关系

肿瘤直径长度 / cm	所含细胞数 / 个	倍增数
1	10亿	2^{30}
5	1 000亿	2^{37}
8	5 000亿	2^{39}
15	40 000亿	2^{42}
18	80 000亿	2^{43}
22	120 000亿	$2^{43.5}$

注：肿瘤直径长度＞8cm时，所谓的根治性手术只是一个理念，实际上是难以实现的，即使切除肿瘤也难以保证肿瘤细胞不存留。

第二章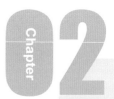

吴氏三切口技术

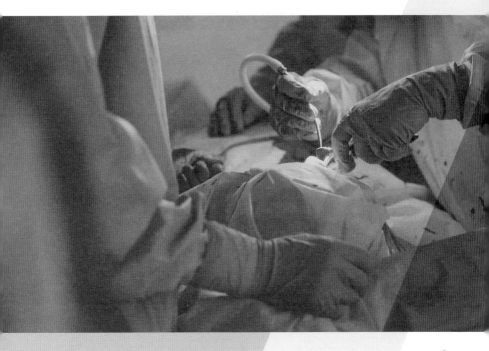

第一节 》》
什么是吴氏三切口

吴氏三切口手术的主要术式：胸腔镜及腹腔镜下颈、胸、腹三切口径路食管癌切除+食管（管状）胃经前纵隔左颈部吻合+腔镜下改良幽门成形+空肠造瘘术。

切口选择：胸部4个腔镜孔+腹部5个腔镜孔、1个直切口+颈部斜形切口（图2-1、图2-2）。

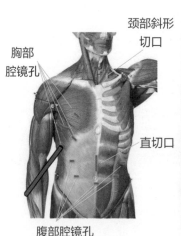

颈部斜形切口

胸部腔镜孔

直切口

腹部腔镜孔

图2-1 吴氏三切口手术切口示意图

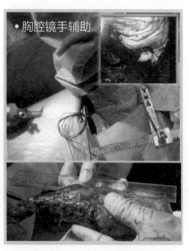

• 胸腔镜手辅助

图2-2 当肿瘤外侵严重时，可改用胸腔镜手辅助的术式进行肿瘤的游离

第二节 》
吴氏三切口的技术优势

与传统颈胸腹三切口术式相比（图2-3），吴氏三切口术式有着以下比较明显的优势：

①在完好显露术野的情况下，手术切口总长度小。

②加入微创理念，使用胸腔镜、吻合器、切割缝合器等器械。

③吴氏三切口技术是针对疑难、复杂、危重病例的食管癌外科手术的通用技术，不是最先进的，也不是最保守的，而是将安全性、控制性和有效性三者达到比较完美的、平衡的术式。

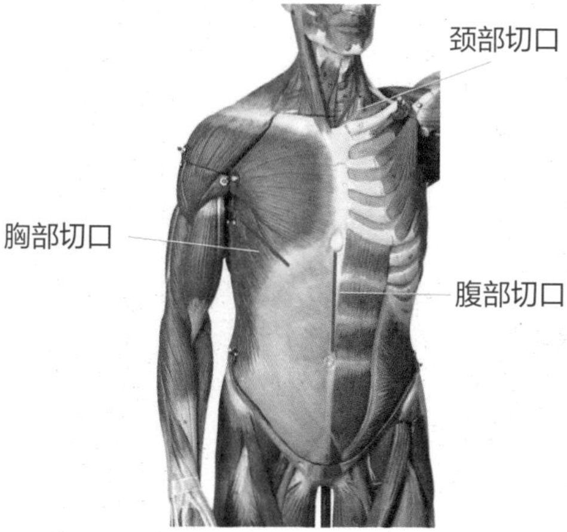

图2-3　传统颈胸腹三切口术式示意图

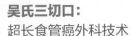

第三节 》
吴氏三切口的创新点

一、诊疗思路的创新

创新点1:基于超长食管癌病变的生长特性,术前行胸部增强CT(图2-4)及胸主动脉三维成像,明确病变中血管的分布走行;术中关键处尽可能用手钝性分离,不盲目使用能量平台,可以很好地降低术中大出血的风险。

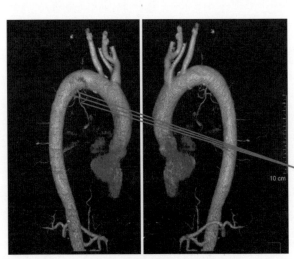

超长食管癌手术前利用胸部增强CT明确病变中血管的分布及走形

图2-4 超长食管癌手术前行胸部增强CT

创新点2：术中加入微创外科电视胸腔镜、吻合器、切割缝合器等重要器械；术后短期使用呼吸机辅助通气，很好地降低肺部并发症的风险，实现术后快速康复。

创新点3：术中应用独创的胃食管吻合方式，很好地避免吻合口瘘及吻合口狭窄的发生；管状胃制作及改良幽门成形等手术技巧的应用，很好地解决术后排空障碍、胸胃综合征的问题。

本术式将"微创"理念与"手"理念结合，达到先进性和安全性的平衡，具体体现在以下3个方面：

（1）采用电视胸腔镜辅助小切口，将胸腔镜手术和常规食管癌切除术结合起来，吸取了器械操作和手法操作的优点。

（2）与纯腔镜相比，手辅助小切口能够基本实现对符合手术指征的超长食管癌局部肿瘤的完整切除，并且能够在任何位置完成食管与胃的吻合。

（3）既减少了患者的创伤，提高了手术安全性，又极大地降低了手术风险。在传统手术和纯微创手术之间找到了平衡点，吸取二者优势。

二、手术技巧的创新

创新点1：术中控制出血的辅助方法。用氩气刀应对广泛渗血；用电刀应对微小血管渗血；用超声刀精准地处理胸主动脉侵入肿瘤的3个分支血管；用40～60℃热盐水纱布压迫渗血区域;用手钝性分离食管瘤床。

　　创新点2: 按照野战外科原则,颈部切口不严密缝合,充分引流,吻合口不瘘(图2-5、图2-6)。

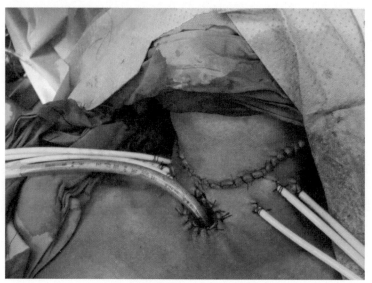

图2-5　野战外科原则——充分引流

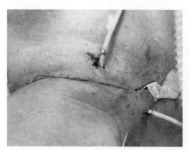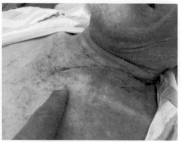

图2-6　颈部切口:术后第1天(左)及术后第8天(右)

　　创新点3: 荷包钳与水平方向成30° → 吻合空间宽松

（管状胃松弛地靠近食管吻合，吻合口最终的直径可达到22mm左右）→ 基本不狭窄（以25号吻合器为例，理论上外径为25mm，内径为16.4mm，实际长度为16.4/cos30° ≈18.9mm）（图2-7）。

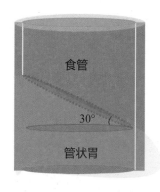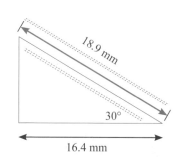

图2-7 改良的食管胃吻合方式，使重建的消化道保持空间宽松

创新点4：腹腔镜下改良幽门成形 → 术后排空十分通畅 → 无排空障碍（图2-8、图2-9）。

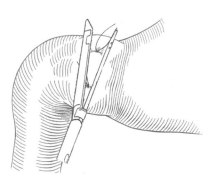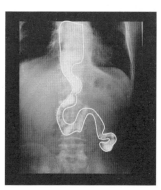

图2-8 腹腔镜下改良幽门成形　　　　图2-9 术后排空良好

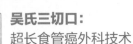

创新点5：管状胃延长术 → 降低胸胃综合征的发生概率，促进排空（在传统管状胃制备基础上用直线切割缝合器做"楔形切除"——可将管状胃再延长5cm以上）（图2-10）。

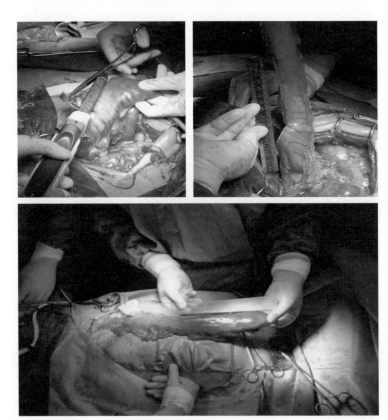

图2-10　管状胃延长术

创新点6：术后呼吸机支持 → 严重肺部并发症发生率低。术后常规呼吸机支持（3天左右），使围手术期严重肺部并发症发生率趋于零。

注：肺部并发症［肺炎、肺不张、肺水肿、急性呼吸窘迫综合征（acute respiratory distress syndrome，ARDS）］是食管癌术后最常见的并发症，发生率在15%~27%。

创新点7：切瘤区域预处理 → 术后复查无恶性胸水发生（图2-11）。

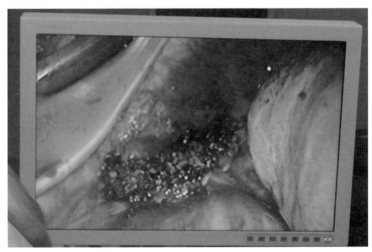

图2-11　经氩气刀处理的瘤床

步骤：

1. 蒸馏水浸泡，使肿瘤细胞低渗性死亡。

2. 碘伏涂抹病变，使肿瘤化学性烧伤。

3. 氩气刀火焰直接烧伤病变。

4. 顺铂等抗肿瘤药物灌洗胸腔，浸泡瘤床。

吴氏三切口典型病例

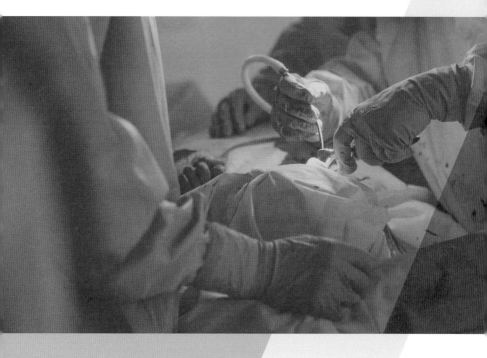

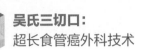

吴氏三切口:
超长食管癌外科技术

第一节 »
典型病例1: 2004年,
完成15.5cm超巨块型食管癌切除

"没有切除不了的食管癌。"可能在别人看来,这是一句略带狂妄的话,却是笔者一直努力用实践证明的理念。

2004年,笔者曾经为一位患者成功地切除了长达15.5cm的超巨块型食管癌,并且没有产生并发症,创造了当时国内的纪录。

一、病情回顾

患者黄先生来自广东佛山,时年53岁。就诊前3个月在无明显诱因下出现吞咽困难,吃完米饭等硬质食物后有梗阻感,每天不得不以米汤和水维持生命,体重锐减20kg,经当地医院病理活检后诊断为食管癌晚期。

黄先生辗转广州几个大医院后,最后找到了南方医科大学南方医院的王武军主任。笔者了解情况后,跟王武军主任说:"这个患者的病情很严重,手术难度相当大,但这也是挑战食管外科手术极限的机会,是创造医学历史的机遇。另外,如果滴水未进的患者通过手术后能大口吃饭、大块吃肉,患者开心，我们也愉快，这值得搏一搏。"王武军主任非常赞同。

二、术前分析

通过纤维气管镜、食管镜、CT等一系列检查，发现患者胸腔内食管全长约21cm，其中15.5cm的食管长满了菜花状的烂肉，并与气管、主支气管壁及心脏主动脉紧密相连（图3-1）。如果肿瘤继续生长，将随时出现压迫气管导致患者窒息而亡，或是肿瘤穿破主动脉导致患者大出血而亡等险情。因肿瘤已与心脏、气管融为一体，没有界限，

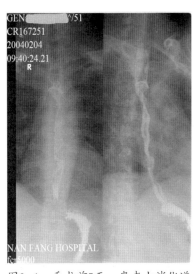

图3-1 手术前5天，患者上消化道造影

注：造影结果提示食管狭窄段长达15.5cm，这是当时国内的最长食管癌案例。

分离肿瘤异常困难。经典的《克氏外科学》认为，10～15cm的食管癌为巨块型食管癌，而患者的食管癌长度已经超过了15cm。检查后认为，肿瘤还未向肝、脑转移，从理论上讲还有摘除肿瘤的可能，可以尝试创新手术方式。

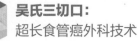

三、手术过程

手术于2004年2月9日进行，打破传统的颈胸腹三切口方式，充分暴露肿瘤后将其用两根带子牵住，再一点一点地切掉肿瘤。在十多位医护人员的精心协作下，40分钟就割除了肿瘤。术后，患者原先的袋状胃变成同时具有食管功能的管状胃。手术切掉了癌变的胸腔内食管，将其从胃上提到颈部，与残留的食管（2~3cm）相吻合。患者的胃放置在前纵隔（心脏前、胸骨后），没有经过原先的食管床，有利于术后对残留病变实施放疗，避免了癌床组织侵犯代替食管的胃（图3-2）。

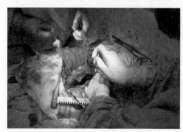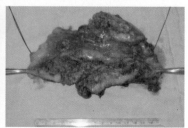

图3-2　手术中图片（左）及切除的肿瘤组织（右）
　　注：2004年2月9日，患者在全麻下行吴氏三切口食管癌切除、食管胃左颈部吻合术。术中探查：肿瘤占食管长度的2/3（15.5cm），为超巨块型食管癌。

四、顺利出院

手术后5天，患者就能进食了，半个月后体重增加了5kg。术后恢复良好，直至康复出院。手术后5年零7个月，患者返院检查，健康如常（图3-3、图3-4）；手术后7年余因肝癌病故。

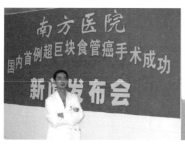
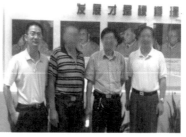

图3-3 南方医院国内首例超巨
块食管癌手术成功新闻发布会

图3-4 手术后5年零7个月，患者
（左二）返院检查，健康如常

五、讨论

这个案例中创新的手术方式及良好的疗效，可以说颠覆了外科教科书（如《克氏外科学》）的观点，并证明了这么一个理念：生命不能轻言放弃，奇迹终会发生。

第二节 》

典型病例2：2014年，完成18.3cm食管癌切除

一、病情回顾

患者罗先生，时年53岁，嗜酒及咖啡20年，因吞咽梗阻及吞咽痛持续1个月，饮水呛咳及声音嘶哑持续1周，于2014年3月7日到南方医院惠侨医疗中心（以下简称"惠侨医疗中

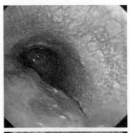

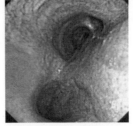

图3-5 手术前7天，
患者纤维支气管镜检查
注：显示气管、支气
管管腔变窄，后壁受压。

心"）胸外科就诊。

2014年3月10日，纤维支气管镜提示气管膜部外压性狭窄，黏膜尚光滑（图3-5）。

2014年3月12日，胃镜提示距门齿22cm处有一表面溃烂的占位性病变，病理诊断为中分化食管鳞状细胞癌（图3-6）。

2014年3月13日，PET-CT提示纵隔内有巨大的高代谢灶，伴右下肺吸入性肺炎，但未见肿瘤远处转移（图3-7）。

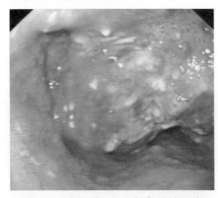

图3-6 手术前5天，患者胃镜检查
注：胃镜下可见巨块状肿物堵住食管，胃镜病理报告食管中分化鳞状癌细胞。

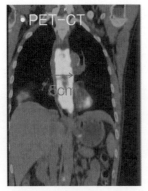

图3-7 手术前4天，PET-CT显示肿瘤巨大，呈圆柱体

2014年3月14日，胸部增强CT提示胸主动脉移位，与肿瘤组织界限模糊（图3-8）。

2014年3月14日，上消化道造影提示为18.3cm的胸段食管癌（图3-9）。

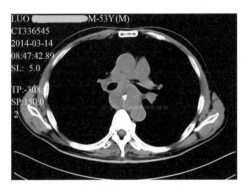 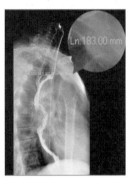

图3-8　手术前3天，患者增强CT
注：增强CT可见本例食管癌十分粗大，最大直径5.2cm，严重压迫左主支气管。

图3-9　手术前3天，上消化道造影提示病变长度为18.3cm

二、手术过程

该患者于2014年3月17日进行手术，笔者采用了改良颈胸腹三切口食管癌切除+食管胃颈部吻合术（吴氏法），手术步骤（图3-10）如下：

1. 摆左侧卧位，取胸腔镜辅助小切口，进行胸腔探查，明确病变范围及手术切除的可行性。

2. 摆平卧位，取上腹正中切口，离断腹段食管，系食管吊带，并送入胸腔。

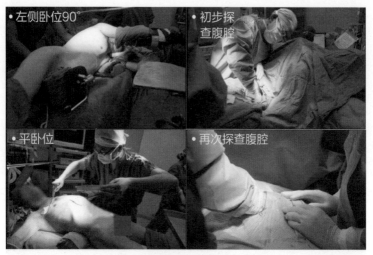

图3-10 手术过程

3. 再次摆左侧卧位，牵拉食管吊带，以腹段食管为起点向上游离，逐步分离出病变组织并取出肿瘤。

4. 再次摆平卧位，制作管状胃，取左颈前切口，行食管胃颈部吻合术。

笔者创新手术方式，另辟蹊径，先开腹切断腹段食管，于食管断端缝3根丝线，塞入胸腔，再进入胸腔，以这3根丝线作为牵引，顺藤摸瓜，自下而上，靠手的感觉安全地切除胸腔肿瘤（图3-11、图3-12）。

本次手术成功切出来18.3cm巨块型食管癌，手术历时近11个小时（图3-13）。

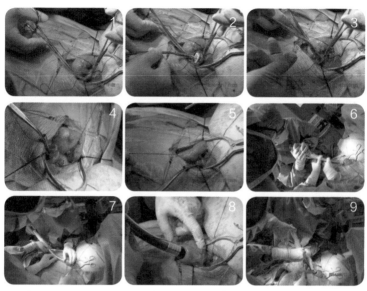

图3-11 吻合器成功进行食管–管状胃吻合

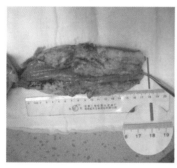

图3-12 手术完整剥除瘤体
注：标本大体观，肿瘤上
下端直径为18.3cm。

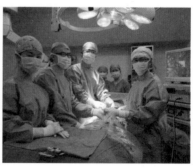

图3-13 术后留影

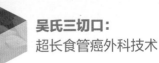

三、顺利出院

术后第7天，患者自行食用10个鸡腿，无明显不适；术后第10天，患者开始食用半流食；术后第20天，患者顺利出院；术后随访半年，患者普食，食欲良好，未见术后并发症，未见肿瘤复发和播散的征象（图3-14、图3-15）。

2014年3月，经检索116年的相关文献，笔者完成的18.3cm超长巨块型食管癌切除术被证实为当时全世界切除最长食管癌的手术。

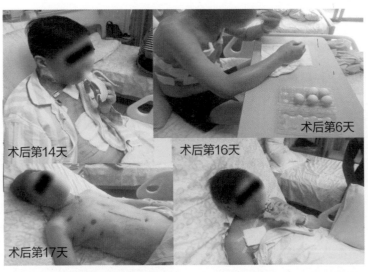

术后第14天

术后第6天

术后第16天

术后第17天

图3-14　患者围手术期无并发症，进食基本正常，实现快速康复

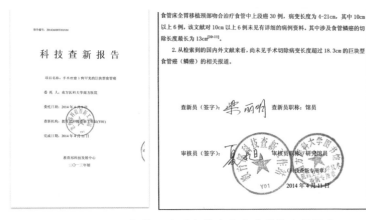

图3-15 18.3cm超长巨块型食管癌手术的科技查新报告

四、讨论

患者嗜酒及咖啡20年，每日饮酒及饮咖啡的量均超过500mL。不良的生活方式是患者罹患食管癌的主要诱因。患者短期内即出现吞咽困难、吞咽痛、饮水呛咳及声音嘶哑的症状，至入院后第3天，患者已无法饮水，这提示食管梗阻和颈部神经受压。患者气管膜部和胸主动脉已受肿瘤侵犯（但尚未侵入），在近期发生食管气管瘘或食管胸主动脉瘘的风险极高。

食管梗阻和食管气管瘘是局部晚期食管癌两个最严重的并发症：食管重度梗阻可导致患者频繁呕吐、水电解质紊乱和营养状况恶化；食管气管瘘可导致源源不断的消化液误吸、严重的吸入性肺炎、顽固的咳嗽咳痰，并最终发展为持续性高热、消耗性衰竭及感染性休克。此外，食管胸主动脉

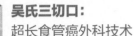

吴氏三切口：
超长食管癌外科技术

瘘可导致患者大出血甚至立即死亡。

　　该患者的肿瘤巨大，生长迅速，已彻底堵塞食管并且即将突破主气管或胸主动脉，所以该手术是以解除食管梗阻和避免食管气管瘘的发生为目的的抢救性手术，应立即进行，延长患者生存时间则为治疗的第二目标。

　　一般认为，长度超过5cm的胸中上段食管癌宜选择颈胸腹三切口食管癌切除＋食管胃颈部吻合术，但对于这例巨块型食管癌，因病变已经占据了整个胸段食管，常规手术入路已无法便利地游离肿瘤。"先经腹离断腹段食管作为牵引"这一方法很好地解决了上述难题。手术真正开始前的胸腔探查尤为重要，确定病变范围和切除可行性是决定手术是否能继续的前提。

　　传统的颈胸腹三切口食管癌切除术一般要求在患者右侧胸壁第4肋间做一个长约20cm的前外侧切口，而笔者选择在右侧腋中线第5肋间做一个长约8cm的小切口作为主操作口，该主操作口可用于腔镜操作，也可在必要时做直视下操作。更为重要的是，本例巨块型食管癌明显外侵，气管和胸主动脉受压，而在胸骨角水平（即气管、食管、主动脉交会处）的气管膜部和食管主动脉毗邻区最为薄弱，手术风险极高，8cm恰好相当于一只手的宽度，笔者通过手的触摸逐步分离患者的气管膜部和主动脉，确保了气管和胸主动脉的完整性，最大限度地降低了手术的风险，这是本次手术成功的关键。此外，笔者还在患者右侧锁骨中线第2肋间和第5肋间各做了一个长约1cm的小切口作为辅助操作口和观察口，以便显露食管床和离断食管。

患者局部晚期食管癌多数已经外侵，可能无法从食管床满意剥除。对于瘤床，可通过氩气刀局部烧灼、碘酒局部涂擦、45℃蒸馏水浸泡、顺铂溶液胸腔冲洗等手段做补救处理。此外，胃排空障碍是食管癌切除术后常见的难治性并发症之一，笔者在手术结束前预防性实施了纵切横缝式幽门肌层切开。术后患者吞咽通畅，未发生胃排空障碍。

综上所述，局部晚期巨块型食管癌切除本质上是一种抢救性手术，其目的在于解除食管梗阻，降低发生食管气管瘘和食管胸主动脉瘘的风险。本例手术最终能取得较好的临床治疗效果，归功于充分的术前评估、合适的手术时机和合理的手术方案设计。

该手术方法的特点在于将游离肿瘤的起始点改为腹段食管，这在处理巨块型食管癌时有明显优势。

第三节 》
典型病例3：22.5cm世界最长食管癌抢救手术

在笔者看来，别人眼中的不可能，经过攻坚，常常成为可能；别人眼中的不正常，仅仅是一种"非常"。2016

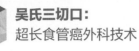

吴氏三切口：
超长食管癌外科技术

年，笔者遇到了一例更为严重的食管癌病例，病变长度达到22.5cm。若能治愈，将会再次创造世界纪录。

一、病情回顾

患者孙先生，时年60岁，住院前4个月出现了进食哽咽感，以为是喝酒引起的食管炎、胃肠炎等，未特别重视。后来患者进食越来越困难，一开始还可以吃牛腩粉，慢慢地只能喝粥，而后连喝汤都很困难，甚至喝止咳糖浆都会吐出来，体重减轻了25kg。入院前半个月，孙先生咳嗽加重，有痰咳不出，咳嗽时感到胸部憋闷并出现发热症状，体温

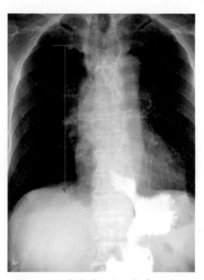

图3-16 手术前6天，患者上消化道造影

注：上消化道造影显示肿瘤狭窄段有22.5cm，几乎全食管（成人食管平均长度为24.9cm）浸润。

39℃，甚至在咳嗽时开始出现吐血丝的情况。

孙先生做了全方位的检测后，被确诊为食管癌（图3-16），肿瘤长度达到了22.5cm，远远超过2014年创下世界纪录的病例。胸部CT提示肿瘤不仅长，而且很粗，最粗处达

7.8cm，主动脉的3根血管已经长入肿瘤之中，患者随时有因肿瘤侵袭胸主动脉导致胸主动脉破裂的危险！因受到肿瘤的压迫，患者不仅消化系统受损，气道也严重被挤压，肺部已经被积液感染，病情十分复杂。患者气道被压迫，左主支气管总干由于受压侵犯，只有2.5mm的缝隙，情况非常严重。因此，综合判断，迅速发展的食管癌病变已经造成了左主支气管中度狭窄，中度狭窄的表现为咳嗽无力，不易咳出肺内的痰液，常导致双肺反复感染。

二、医者抉择

PET-CT提示患者病情极其严重（图3-17），但尚属局部晚期，没有广泛转移，手术是首选。医务处、麻醉科、重症

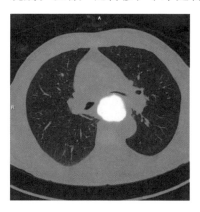
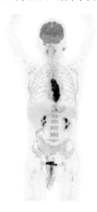

图3-17　患者PET-CT检查

注：患者2016年12月31日的PET-CT显示，癌肿不仅堵死食管，还将左支气管挤压成一条缝。

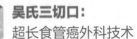

医学科、呼吸科、医学影像中心、放疗科、肿瘤科、普外科
等多学科的专家进行了2次全院会诊。

有的医生认为该患者病情极其严重，长期生存率较小，
手术风险极大，应该选择放化疗。但是，就时间而言，放疗
至少需要1个月；化疗一般需要6个周期，时间为半年。这样
的话，患者还没完成放化疗可能就死亡了。因此，这种方案
对患者而言只有安慰性质，没有实际意义。

还有医生认为，该患者的病情发展很快，也很严重，需
要立即实施抢救生命的措施，其中医生操作风险小的措施就
是介入技术。就解决进食问题而言，理论上可以放置食管支
架，但是最长的食管支架也只有15cm，而患者食管的病变长
度达22.5cm，食管支架不能解决问题；就解决气道梗阻而言，
因为患者主气管、隆突、左右气管都受到肿瘤的压迫，因此
必须放置特制的分叉的"Y"形支架，然而支架需定做，要10
天左右，耗时太长，疗效也很难确定，因此第二个治疗方案
对患者来讲意义也不大。

第三个方案是果断地实施抢救性手术，但这需要医生的
勇气，医生必须承受极大的手术风险。因为肿瘤属于局部晚
期，不仅长而且非常粗，肿瘤周围浸润非常严重，游离肿瘤
极其困难，稍有闪失就会导致主动脉出血，患者就会死在手
术台上。另外，如果损伤了气管的膜部，也会导致术后出现
严重的并发症，最终不治。术者的意志也必须很顽强，更需
要过硬的手术技术和技巧。同时，麻醉也是一大难题，因为

气管已经被肿瘤压迫，气管插管能否通过狭窄的气管，对于麻醉医生来说也是一个挑战。

然而，为了挽救患者生命，医生必须敢于接受挑战，必须有狭路相逢勇者胜的信念。

三、术前分析

由于本次手术是抢救性手术，对医生素质要求很高——不仅要技术过硬，心理素质强，还必须果断、敢于担当。另外，抢救性手术的风险极高，患者死在手术台上的风险很大。

手术的难度首先在于麻醉（图3-18），患者左支气管总干受压侵犯，只有2.5mm的缝隙。手术需要右侧开胸，病灶充分暴露才能完整切除肿瘤，患者只能通过左侧单肺通气，使

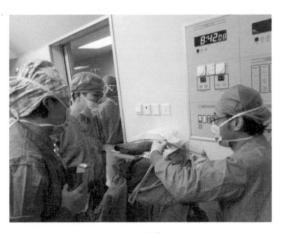

图3-18 麻醉团队正在紧密设计具体麻醉方案

右肺塌陷，给右侧开胸提供空间，但左主支气管距隆突5mm
处的食管肿瘤压迫侵扰了气管。肿瘤距离气管分叉处近，压迫
并突入气管；来自胸主动脉的3支侧支供血血管使肿瘤供血充
足，其病理构成了气管内随时大出血的基础，麻醉诱导后气管
只有约2.0～2.5mm的通道。南方医院麻醉科的肖金仿教授接受
了挑战，改良了气管插管，成功保证了单肺通气（图3-19）。

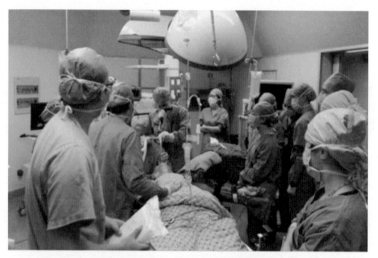

图3-19　双腔气管插管成功，医生在纤支镜下确认位置

　　手术中风险依然巨大：第一，可能损伤奇静脉；第二，
可能损伤上腔静脉；第三，可能撕裂下腔静脉；第四，极大可
能损伤胸主动脉（因为手术前检查提示胸主动脉的3根血管已
经长入肿瘤）；第五，可能损伤气管膜部，造成气管损伤。以
上任何一处出现差错都会造成患者倒在手术台上或最终不治。
可以说，这是笔者遇到的最艰难的食管癌手术之一。

四、手术过程

尽管风险巨大，但整个医疗团队没有退缩。切开、缝合、结扎、止血、显露是外科操作的五大技术，而显露又是五大技术的核心。本例难就难在完全显露上。因为肿瘤与正常组织（如胸主动脉、奇静脉、气管膜部、下腔静脉等）紧紧地粘在一起，很难找到肿瘤和正常组织的界限。

针对手术游离难的问题，找到肿瘤的界限是手术成功的关键，可通过不断地变换手术体位（胸部体位是左侧卧位 90°，腹部体位是平卧位腰部垫高）来寻找肿瘤的间隙。

第一次体位（胸部体位），首先处理掉第一根比较大的血管——奇静脉，避免了奇静脉损伤导致的大出血。然后在胸腔顶部找到了食管和气管的缝隙，获得了一点点界限，从上往下游离出1cm 左右的食管，用微创的切割缝合器切断食管，使肿瘤段的食管获得牵拉，利于显露，避免了第二根可能损伤的大血管——上腔静脉的破裂。

第二次体位（腹部体位），游离了胃，由胃的贲门部用手指由下往上钝性分离，尝试找到食管和下腔静脉的界限，避免了游离食管肿瘤造成下腔静脉的误损伤。

第三次体位（胸部体位），在腹腔游离出来的下腔静脉和食管1cm左右的界限中，套了牵引带，加深了肿瘤和下腔静脉的界限，避免了下腔静脉的撕裂。

第四次体位（腹部体位），在下腔静脉与食管1cm左右的界限处插入微创的切割缝合器切断贲门，在肿瘤段的残端缝入3根牵引线，送入胸腔。

第五次体位（胸部体位），将胸腔上端食管残端的牵引线与腹部的食管残端牵引线同时牵拉，逐渐分离出食管和气管膜部的界限、食管和胸主动脉的界限，切除食管，基本解除了肿瘤对气管的压迫、消除了食管胸主动脉瘘的风险，同时避免了气管损伤和胸主动脉损伤（图3-20）。

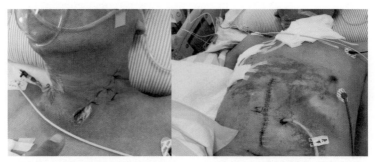

图3-20　改良的"吴氏三切口"术式

注：改良的"吴氏三切口"术式的优势在于，颈部切口1周可基本愈合，通过留置的空肠营养管，患者术后很快便可利用肠内营养，减轻经济压力。

笔者用氩气刀来应对肿瘤血液循环丰富造成术野广泛渗血的问题，用电刀来应对微小血管的渗血，用超声刀精准地处理掉胸主动脉侵入肿瘤的3个分支血管（加上常规手术刀片，术中一共用了4种手术刀）。为了避免手术中误伤重要脏器，特别是主动脉，造成患者死亡，我们没有直接切除侵犯主动脉壁的部分肿瘤细胞，而用了4种方法来杀死残留在主动脉壁上的少量肿瘤细胞：第一，蒸馏水浸泡肿瘤细胞（使肿瘤细胞膨胀破裂而死）；第二，碘伏化学烧伤癌细胞；第三，氩气刀（喷火）热烧伤癌细胞；第四，化疗药物顺铂浸泡杀死癌细胞。

第六次体位（腹部体位），制作管状胃，通过前纵隔的胸骨后隧道将其拉至颈部，做胃食管吻合成功（图3-21、图3-22）。

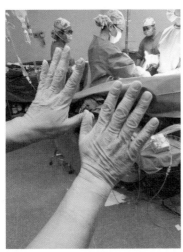

图3-21　连续奋战18小时，医生被汗水打湿的双手

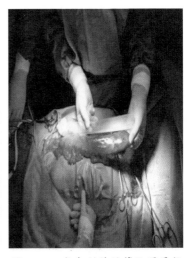

图3-22　术中制作的管状胃最长达到35cm

手术中6次更换体位，6次消毒、铺巾，使用4种手术刀，做了9个手术切口，5次手术引流，手术从早上8点持续到次日凌晨2点左右，历时18个小时，顺利完成肿瘤切除手术，解除了食管癌对患者气管的窒息性压迫，避免了可能出现的食管

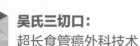
主动脉瘘的凶险预后，重建了消化道，术中既没有发生大血管损伤的意外，也没有发生气管损伤、神经损伤等意外。术后患者感觉呼吸很顺畅，再也没有呕血，术后第6天少量饮水后未见异常，第7天行上消化道造影检查显示吻合口无瘘及狭窄，当日拔出胃管后即可进食，第10天可以吃油条，第18天可以吃羊肉。康复出院当天，患者本人亲自开车回家。出院后，患者送来3幅锦旗——惠侨医疗中心（创造生命奇迹，医德医术一流）（图3-23）；麻醉科（妙手回春医德高，无微不至暖人心）；重症医学科（视患者如亲人，弘扬医德医风）。

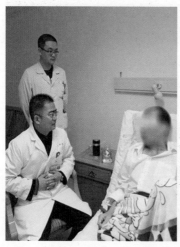
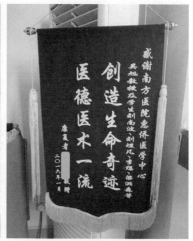

图3-23 从辗转求医无门的辛酸，到病情急速发展的痛苦，最终手术成功，患者的欣喜、感激溢于言表

经教育部科技查新中心检索了到2016年为止约118年的国内外医学文献后，证实本例切除的食管癌长度超越笔者2014

年所完成的案例，成为当时有记载的切除的世界最长食管癌
（图3-24）。

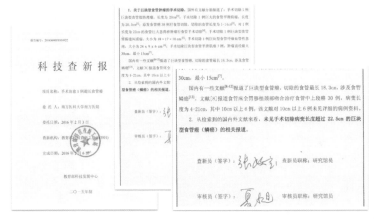

图3-24　22.5cm超长巨块型食管癌手术的科技查新报告

第四节 》

典型病例4：多学科合作成功完成 12.2cm特大型食管癌手术

　　该例手术的全称是"胸腔镜辅助下颈胸腹三切口改良食管
内翻拔脱+下咽切除+全喉切除+全食管切除+管状胃口底吻合+颈
部淋巴结清扫+气管永久造口+空肠造瘘手术"。从这个名字就可
以看出该手术的复杂性和综合性。可以说，这是惠侨医疗中心继
世界最长食管癌切除手术后，完成的又一特大型手术，标志着
惠侨医疗中心在开展特大型消化外科手术方面达到国际先进水

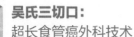
平,更加坚定了笔者"没有切除不了的食管癌"的信念。

一、病情回顾

患者陈先生,时年47岁,吞咽困难,经南方医院检查被确诊为下咽癌和颈段、上胸段食管癌,肿物上缘位于食管入口处,有鸭蛋大小,侵及下咽、颈段、上胸段食管,并侵犯喉咽、双侧杓状软骨、双侧甲状软骨及环状软骨,且局部多处淋巴结转移(图3-25~图3-27)。患者此前已在多家医院就诊,其他医院都认为手术难度大、风险高、预后差,均建议其保守治疗,拒绝为其进行手术。

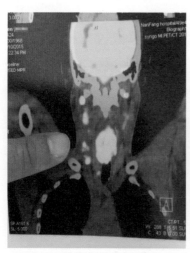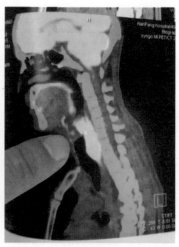

图3-25　患者术前PET-CT提示肿瘤有鸭蛋大小,
堵住口底,压迫气道

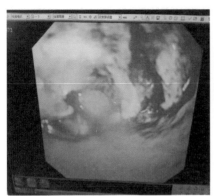
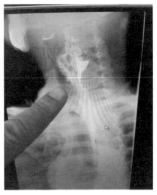

图3-26　胃镜提示肿瘤已 　　　图3-27　患者手术前的
　　　　完全堵住食管 　　　　　　　食管造影

陈先生是两个孩子的父亲，求生欲望非常强烈；儿女及家人也愿意不惜一切代价救治患者，因此四处求诊。终于在2015年11月初来到惠侨医疗中心找到了笔者，笔者看过检查结果后，认为患者目前症状已非常明显，如果不及时进行手术治疗，随时可能发生不测。而且患者的肿瘤并没有向其他器官转移，仍有手术指征，可以进行手术治疗。

二、术前分析

手术的风险极大，涉及的学科复杂，必须多学科合作，才有成功完成手术的希望。笔者于是积极联系了麻醉科、耳鼻喉科的专家进行会诊。耳鼻喉科刘雄教授闻讯赶来，豪迈地表示："手术难度较大，近年来大多数医院都不愿意冒风险开展

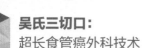
这种手术,但是吴旭教授能勇敢地站出来,我就跟着干!"麻醉科专家秦再生主任、徐建设教授等也站了出来,表示愿尽力一搏。

三、手术过程

在做好充足的准备后,于2015年11月18日开始了手术。手术一直从上午8:30进行到次日凌晨0:30,8台手术合为1台手术,过程可谓困难重重。刘雄教授首先遇到了困难,患者颈部淋巴结受侵非常严重,最大淋巴结直径达到6cm,且与周围组织、大血管粘连紧密,稍不注意就可发生致命性大出血。刘雄教授凭着对颈部解剖的充分掌握及高超的外科技巧,完整分

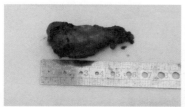

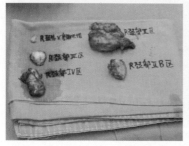

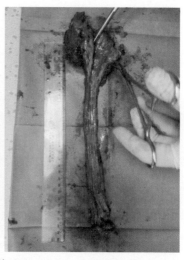

图3-28　完整剥脱的全食管病变和长达6cm的淋巴结

离了肿瘤，仅颈部操作就持续了将近5个小时（图3-28）。

随后，笔者也受到了挑战——剥脱食管后将管状胃提上来时，距离患者的口底还差5cm！术前及术中评估过患者胃的大小，胃的长度本来是够用的，但是因为患者颈部肿瘤的侵犯非常严重，所以在扩大切除肿瘤时不可避免地多切除了很多口底组织，这个问题不解决，显然手术是无法成功的。

在紧急状态下，笔者迅速思考了多种方案：难道要用结肠代替食管？思来想去，还是打消了这个念头——因患者已经遭受了很大的手术打击，切除一段结肠可能带来更大的风险。最后，笔者急中生智，为什么要拘泥于已有的手术方式呢？可以用创新的手术方式来完成，于是一个新的手术技巧就产生了——管状胃延长术。笔者用直线切割缝合器在管状

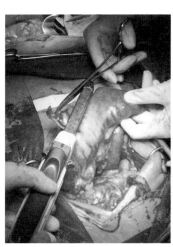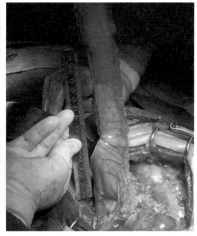

图3-29 独创"管状胃延长术"，延长后即为代替
食管的"管状胃"

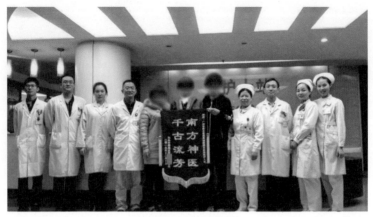

图3-30 术后留影

胃上"打了几枪",大家惊奇地发现患者的胃被拉长了!本次手术最大的危机被顺利化解,全体手术人员继续奋斗,历时16个小时,成功完成手术,切除下咽+全喉+全食管共长约35cm(图3-29、图3-30)。

第五节 >>
吴氏三切口的优势总结

一、实现手术预期整体目标

解除癌性梗阻,重建消化道——患者能吃饭(不悲惨);切除肿瘤后解除了肿瘤的侵袭性及消化液的腐蚀性——不易发生食管胸主动脉瘘（不凶险）；不易发生食管气管瘘（不痛苦）。以上三方面为后续综合治疗、提高患者远期生存率争取了宝贵时间。

二、实现围手术期目标

术中无大出血、无气管膜部损伤；术后无严重肺部并发症，无吻合口瘘及狭窄，无排空障碍，无反流；术后可以"大口吃肉，大碗喝酒"。

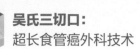

参 考 文 献

[1] 蒋耀光. 食管疾病[M]. 重庆：重庆出版社，1988.

[2] 王其彰. 食管外科[M]. 北京：人民卫生出版社，2005.

[3] 高宗人，赫捷. 食管癌[M]. 北京：北京大学医学出版社，
2008.

[4] ZWISCHENBERGER J B. 胸外科手术技术图谱[M].李辉,
译. 北京：北京大学医学出版社， 2012.

[5] 王其彰，张逊，邵中夫. 邵令方食管外科学[M]. 南京：江
苏凤凰科学技术出版社， 2017.

[6] 吴旭. 薄冰舞刀：一个胸外科医生的理念和实践[M]. 广
州：广东高等教育出版社， 2018.

致　谢

感谢天地、君、亲、师。

第一，感谢"天地（时代）"。正因为在这个中华民族伟大复兴的时代，《吴氏三切口：超长食管癌外科技术》才可以作为一种中国方案，贡献给我的患者，特别是食管癌患者。

第二，感谢"君（国家）"，将我培养成一个工匠、一个外科学的博士生导师。

第三，感谢"亲"，即我的至爱亲朋。是你们的信任，让我在如履薄冰的医路上，敢于舞刀，创造外科学的历史；是你们的鼓励，让我在敬畏生命的旗帜下，创造奇迹，践行生命至上、健康中国的使命；是你们的支持，让我著书立说，在传道授业解惑的路上砥砺前行。

第四，感谢"师"。三人行，必有我师。本书的出版，还要感谢那些手把手作为传帮带的老师们！天下桃李，悉在公门！

特别鸣谢陈旭源、吴云飞为本书的素材收集、整理等工作的付出。

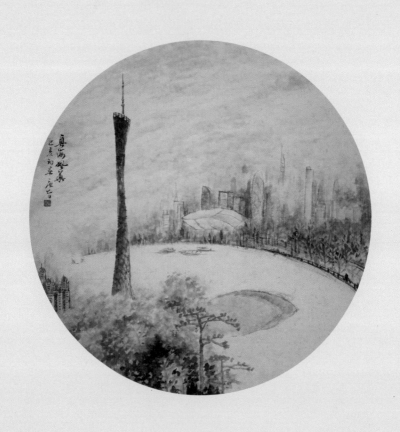